Extrait du JOURNAL DES MÉDECINS PRATICIENS DE LYON ET DE LA RÉGION
(N° du 31 mai 1904)

L'ÉTIOLOGIE
DE LA
PARALYSIE PROGRESSIVE

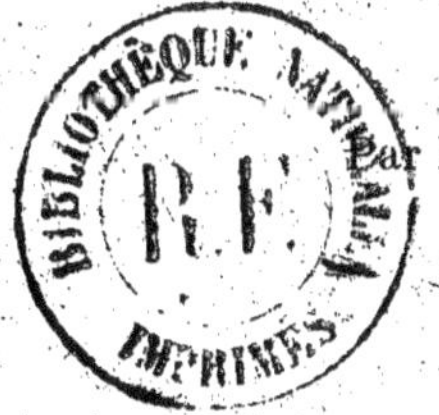

Par le Dr RÆCKE, de Francfort-sur-le-Mein.

TRADUCTION DU Dr J. CHAUMIER

LYON
A. POINAT, ÉDITEUR
(PUBLICATIONS MÉDICALES ET SCIENTIFIQUES)
12, RUE DU PEYRAT
1904

L'ÉTIOLOGIE DE LA PARALYSIE PROGRESSIVE (1)

Par le Dr Rœcke, de Francfort-sur-le-Mein.

Traduction du Dr J. Chaumier.

L'extension toujours croissante de la paralysie progressive et son pronostic funeste, donnent à la question étiologique un intérêt considérable, tant au point de vue scientifique pur qu'au point de vue pratique.

Malgré les nombreuses recherches tentées dans cette voie, le problème n'est pas définitivement résolu et l'entente est loin d'être faite sur la manière de l'envisager. Il en est de même pour le tabes, pour lequel interviennent à peu de chose près, les mêmes facteurs étiologiques.

Esmarck et Jessen signalèrent, les premiers, la corrélation de la syphilis et de la paralysie. Dès lors, l'impulsion était donnée et la question se posa ainsi : la démence paralytique est-elle toujours d'origine syphilitique ? Et à ce sujet s'éleva de partout une vive discussion, qui, même aujourd'hui n'est pas encore apaisée. En tout cas, pour l'instant, il est une chose hors de doute, grâce aux données de la statistique, c'est que la syphilis se retrouve dans l'anamnèse des aliénés paralytiques avec un pourcentage excessivement élevé, d'autant plus élevé que les antécédents de ces malades ont été fouillés avec plus de soin et de précision. Pour preuve, qu'on me permette de citer, entre mille, les statistiques suivantes : H. Gudden, à la Charité, a constaté la syphilis d'une façon certaine chez 35,7 % de ses paralytiques, et Hirschl, à Vienne, la rencontre chez 56 % de ses malades, abstraction faite des cas de simple probabilité. Ce chiffre, du reste, s'accroît dans de remarquables proportions quand on réussit à obtenir une anamnèse circonstanciée, notamment dans la clientèle privée. Joly alors arrive à 60 % des cas, Mendel à plus de 75 % et Alzheimer même à 90 % et au-dessus. Dans les observations recueillies à Tubingue, sous le patronage de M. le professeur Siemerling, j'ai pu chez 110 paralytiques, déceler la syphilis certaine dans 57 % des cas, probable dans 21 %, en tout 78 % fois.

Si on rapproche ces chiffres de ceux qu'on obtient en recherchant la fréquence de l'infection syphilitique dans les maladies du système

(3) *Psychiatrisch-neurologische Wochenschrifft*, 23 janvier 1904.

nerveux, on trouve une différence bien nette. Ici, chez les aliénés non paralytiques, Mendel ne rencontre la syphilis que dans 18 % des cas, Joly dans 15 % et Œbecke seulement dans 12,5 %. Ce sont là des résultats incontestables, qui, d'ores et déjà, prouvent qu'il doit exister un rapport de cause à effet entre la syphilis et la paralysie progressive des aliénés.

Au surplus, il existe bien d'autres arguments en faveur de cette assertion.

Il faut tout d'abord se remettre en mémoire l'existence assez fréquente de la paralysie conjugale, c'est dire le fait que deux époux peuvent simultanément ou à peu d'intervalle contracter la paralysie. Si, en pareille occurrence, il est naturel de songer a priori à une cause commune, il est en tout cas impossible, dans l'état de nos connaissances, d'admettre une transmission directe de l'un à l'autre époux. Mais les conditions étiologiques qu'on a coutume de mettre en avant comme réellement importantes, telles que la prédisposition, les maladies débilitantes, les influences professionnelles, le traumatisme, pourraient-elles avoir sur deux époux des effets absolument identiques? C'est difficile à admettre. Du reste, il est d'autres psychoses, également imputables à ces influences pernicieuses, qui tout aussi souvent devraient atteindre simultanément deux époux. Or, ce n'est nullement ce qu'on observe. On évite toutes ces objections en admettant que la maladie cérébrale commune aux deux conjoints, provenant d'une infection contractée par l'un d'eux, a été transmise à l'autre. Dès lors, encore une fois, il est naturel de faire intervenir la syphilis en première ligne. En outre, il n'est pas sans intérêt de faire remarquer que le tabes, auquel on suppose également une origine syphilitique, sévit de la même façon dans le domaine conjugal, si bien que l'un des époux peut devenir paralytique et l'autre tabétique.

Du mode de propagation de la paralysie, on peut invoquer un argument plus probant encore en faveur du rapport qui unit la syphilis et la paralysie. Les données de l'expérience démontrent, en effet, que cette dernière atteint les hommes 3 à 7 fois plus souvent que les femmes, les adultes plus fréquemment que les enfants et dans une égale proportion les petites filles et les jeunes garçons. D'autre part, d'après Alzheimer, dans la paralysie juvénile, on peut constater la syphilis héréditaire dans 91 % des cas. Il y a plus, chez les hommes, certaines professions, les officiers, les voyageurs, les sommeliers sont plus particulièrement exposés, tandis que chez les religieux, catholiques, la paralysie est tout à fait exceptionnelle. La population des villes est plus touchée que les habitants de la campagne. Les chiffres de la clinique de Tubingue, étant pris pour exemple, donnent pour les officiers, fonctionnaires, médecins, admis pour une affection mentale, 9,5 % de paralytiques et seulement 1 % pour les paysans.

Parmi ces derniers, les mieux connus avaient contracté la syphilis pendant le service militaire dans une ville de garnison. Pour la plupart de ces malades, le traitement de la syphilis antérieure, semble avoir été insuffisant et, chez plusieurs d'entre eux, les accidents secondaires ont été des plus insignifiants.

L'invasion de la démence paralytique se fait 10 à 15 ans en moyenne après l'infection. Hirschl indique comme limite extrême de 2 jusqu'à 30 ans.

Heiberg, de son côté, prétend avoir observé à Copenhague, la coïncidence suivante : à un moment donné, les maladies syphilitiques sévirent avec une intensité inusitée et, 15 ans après, les décès par paralysie atteignirent leur maximum.

Quand aux expériences tentées par Krafft-Ebing consistant à inoculer à des paralytiques avancés du virus syphilitique frais, elles paraissent peu probables et en elles-même très discutables. Toujours est-il que, si dans huit cas il obtint des résultats négatifs, les épreuves de contrôle indispensables, cela va sans dire, ne purent être tentées.

La démonstration d'altérations spécifiques sur les cerveaux paralytiques serait bien autrement importante. Dans la généralité des cas, ces altérations n'ont pas été relevées. Straub pourtant, affirme que ses recherches, poursuivies dans ce sens sur une série de paralytiques, lui ont montré la présence de lésions syphilitiques des vaisseaux du cerveau en même temps qu'une aortite proliférante. Mais, jusqu'à ce jour, sa découverte n'a pas été confirmée. Au contraire, la plupart des auteurs soutiennent que le processus paralytique vrai n'est pas spécifiquement syphilitique et qu'il est relativement rare de le voir se combiner avec des manifestations certaines de la syphilis. Si ce dernier fait peut s'expliquer par la rareté des formes tardives de la syphilis, le premier par contre semble a priori en contradiction formelle avec la théorie de l'origine syphilitique de la démence paralytique. Fournier, Christian, etc., prirent prétexte de cette contradiction pour créer une forme particulière de la démence paralytique avec lésions cérébrales spécifiques sous le nom de pseudo-paralysie syphilitique. Ces auteurs prétendaient la distinguer cliniquement à des symptômes en foyer bien accusés. Cette manière de voir n'entraîna pas une conviction unanime, bien qu'il soit hors de doute qu'une syphilis cérébrale peut ressembler parfois à la paralysie (Klein et Wickel). Ce qui surtout porta préjudice à cette doctrine, c'est l'affirmation formulée par Lissauer qu'il existe une paralysie atypique ou plutôt, selon l'expression plus juste encore d'Alzheimer, une paralysie avec manifestation en foyer.

Lissauer, en effet, a signalé dans certaines formes de la démence paralytique la prédominance au début de symptômes moteurs en foyer, l'affaiblissement intellectuel survenant plus tardivement. En pareil cas, l'autopsie au lieu de montrer, comme on s'y attendait, un processus gommeux circonscrit et des lésions artérielles spécifiques, n'a révélé qu'une distribution anormale de l'encéphalite diffuse de la paralysie vraie.

On doit néanmoins saluer ici, comme un réel progrès de nos connaissances sur les rapports de la syphilis et de la paralysie, d'avoir appris à ne plus envisager cette dernière seulement dans son individualité clinique, mais à considérer toutes ses formes évolutives comme les conséquences d'un processus post-syphilitique imputable à un agent toxique inconnu.

Au moment où on renonçait à poursuivre la recherche des lésions spécifiques du cerveau dans la paralysie, on a réussi à mettre en évidence un fait d'expérience, à savoir que le mercure et l'iodure de potassium sont le plus souvent impuissants contre cette affection. Car les légères rémissions, observées à la suite du traitement spécifique, n'ont qu'une valeur contestable ; elles peuvent au surplus se manifester tout aussi bien en dehors de toute thérapeutique.

En un mot, à l'heure actuelle, la doctrine de l'origine syphilitique de la démence paralytique repose toute entière sur la statistique. Il est donc juste de se demander quels facteurs étiologiques on peut invoquer en faveur des 10 ou 20 % des paralytiques chez lesquels une infection syphilitique antérieure n'est pas démontrée.

Hirschl croit que ces cas négatifs, d'ailleurs en nombre infime, sont tout à fait négligeables, en s'appuyant sur ce fait que dans les formes tardives de la syphilis avérée sur la spécificité desquelles nul n'élève plus aucun doute, on n'obtient pas davantage pour tous les cas des renseignements précis sur l'accident primitif et le stade secondaire.

Il est, en outre, bien évident qu'on observe d'habitude la plus grande discrétion au sujet d'une affection telle que la syphilis ; les parents les plus rapprochés n'en ont souvent pas eu connaissance. Quant aux déclarations des malades, indépendamment du manque de franchise toujours possible, elles sont sujettes à caution du seul fait des troubles de la mémoire inhérents à la paralysie. Enfin l'examen corporel ne donne que rarement des résultats positifs, car la plupart des manifestations syphilitiques sont éphémères.

Malgré tout, il est préférable, à mon avis, d'examiner sans parti pris tous les facteurs étiologiques susceptibles d'être incriminés et de rechercher s'il n'existe pas un rapport étroit et constant entre eux et la paralysie.

C'est avant tout sur l'hérédité qu'ont insisté la plupart des auteurs. Il va sans dire qu'on obtient une proportion remarquablement élevée si on se contente de rechercher l'existence antérieure des maladies nerveuses ou mentales dans la famille. Næcke et Ziehen ont compté l'hérédité dans la démence paralytique 45 % fois et Kræpelin même 50 % fois. Moi-même, en faisant des recherches dans le journal psychiatrique de Tubingue, sur les conseils de M le professeur Siemerling, j'ai pu réunir 32 % cas d'hérédité. Mais il existe une certaine hérédité chez presque tous les malades On ne doit prononcer le mot de paralytique héréditaire que lorsqu'il existe une tare vraiment lourde ; dans la paralysie progressive, d'après Ziehen, elle n'existe que dans 10 % des cas. Par contre, Pilez fait remarquer à bon droit, à ce sujet, que les dégénérés aboutissent assez rarement à la paralysie.

Les excès de boisson ont été souvent aussi mis en cause. En effet, beaucoup d'aliénistes français soutiennent encore aujourd'hui que l'alcool est la cause principale de la paralysie. C'est là une manière de voir qui, tout au moins en ce qui concerne l'Allemagne, n'est pas exacte. Parmi les paralytiques de Starck, 22,7 % d'entre eux s'étaient adonnés à la boisson, tandis que parmi les autres aliénés soumis à son obvervation, 29,4 % étaient des alcooliques. Et si, même chez nous, on a fait autrefois une part plus large à l'alcoolisme, cela doit être rapporté uniquement à ce fait que ce n'est que par des observations successives qu'on est arrivé peu à peu à mettre en relief la pseudo-paralysie alcoolique. C'est là une forme morbide, qui présente plus d'un point d'analogie avec la paralysie et qui peut, à l'occasion, créer de sérieuses difficultés pour le diagnostic différentiel.

On peut en dire autant des démences pseudo-paralytiques consécutives au traumatisme et à l'intoxication saturnine. On faisait autrefois jouer un rôle important dans l'étiologie de la paralysie générale aux blessures graves de la tête. Ce facteur a perdu considérablement de sa valeur depuis que, grâce aux progrès du diagnostic, on est arrivé à distinguer de la paralysie des formes morbides qui ne la rappellent que de très loin. Kaplan s'est occupé tout spécialement de cette question. Chez 546 paralytiques de l'asile d'aliénés de Herzberg, il n'a trouvé que 4,4 % fois le traumatisme signalé dans l'anamnèse. En examinant de plus près ce résultat, il ajoute qu'en dehors de 0,9 % des cas, tous les autres avaient présenté des symptômes de la maladie avant leur accident. Kaplan en conclut qu'il n'existe aucun rapport constant entre le traumatisme et la paralysie.

Au sujet de la valeur étiologique du saturnisme, Kaplan porte un jugement identique, d'accord en cela avec Mendel, Hirschl, etc. Quesnel, de son côté, ne parle que de psychoses saturnines paralytiformes.

En ce qui concerne le rôle étiologique du surmenage physique et intellectuel des émotions, comme les chagrins, les soucis, les déceptions, les auteurs ne s'entendent guère. Tandis que Binswanger admet que le surmenage fonctionnel du sytème nerveux a une signification étiologique essentielle, Krœpelin s'élève contre cette hypothèse. Il la rejette complètement et donne à entendre :

1o Que l'épuisement est la source de formes morbides tout à fait différentes de la paralysie ;

2o Que la fatigue et l'épuisement peuvent engendrer des processus morbides tout au plus transitoires, mais jamais des processus progressifs susceptibles, en dépit du repos le plus complet, de conduire irrésistiblement à une issue fatale.

Cette affirmation est difficile à contester sans doute, mais seuls des faits d'observation entraîneraient la conviction. Ici, nous rencontrons une sérieuse difficulté. Le plus souvent, en effet, la paralysie débute par de la neurasthénie et souvent aussi le surmenage, invoqué dans les antécédents, n'agit que parce que le cerveau déjà frappé ne peut plus suffire à sa tâche habituelle. Toujours est-il que la littérature médicale donne actuellement l'impression qu'on ne peut pas refuser à l'épuisement toute influence dans le développement de la démence paralytique.

Par contre, l'ancienne doctrine de l'influence funeste de la civilisation, sur le système nerveux central, qui avait trouvé dans Krafft-Ebing son plus chaud partisan, semble jusqu'à un certain point ébranlée depuis que de nouvelles recherches ont appris que chez les peuples non civilisés, la paralysie et le tabès sont moins rares qu'on ne se plaisait à le croire jadis. Je pourrais signaler notamment les découvertes d'auteurs anglais qui, comme Mott, ont constaté chez les nègres, morts de la prétendue maladie du sommeil, des lésions du cerveau en tous points analogues à celles de la paralysie.

Enfin, disons un mot de l'ancienne théorie qui voulait que la goutte, le rachitisme, le rhumatisme, le diabète et les maladies infectieuses aiguës puissent, à eux seuls, entraîner une véritable démence paralytique. Cette manière de voir est à peu près complètement abandonnée. C'est tout au plus si on accorde à ces agents pathogènes, au rachitisme en particulier, une influence prédisposante. Par contre, il est bien possible que du fait d'une affection somatique, une paralysie déjà en évolution reçoive un coup de fouet, éclate brusquement et se précipite dans sa marche. L'état puerpéral peut à l'occasion jouer un rôle semblable.

De toutes ces considérations, il ressort en tout cas, nettement, qu'aucun autre facteur ne peut entrer en ligne de compte au même titre que la syphilis dans l'étiologie de la démence paralytique. Et, quand bien même par prudence on ne trancherait pas définitivement la question de savoir si des paralysies peuvent naître en dehors d'une syphilis antérieure, on doit tenir pour certain que ces dernières ne constituent qu'une exception tout à fait négligeable. Quoi qu'il en soit, un principe reste acquis, c'est que la syphilis prépare le terrain à la paralysie. Quant à savoir s'il s'agit d'une conséquence directe de l'infection, si d'autres facteurs, tels que l'hérédité, l'alcool, le traumatisme ne contribuent pas dans une certaine mesure à son développement, comme on l'admet géneralement pour la syphilis cérébrale, c'est une question de second ordre.

La seule conséquence pratique à tirer, c'est que pour triompher de la paralysie, il faut vaincre la syphilis. Les comptes rendus de l'asile d'aliénés de Francfort, témoignent avantageusement du résultat qu'on peut atteindre dans cet ordre d'idées : ils accusent, depuis 1888, une sérieuse diminution des maladies paralytiques. Pour M. le directeur Dr Sioli cet heureux résultat serait dû au traitement plus hâtif et plus énergique de la syphilis.

Le progrès de la civilisation ont donc pour résultat immédiat non pas une augmentation, mais une diminution de la paralysie. C'est ainsi que semble se réaliser l'espoir exprimé en 1885 par L. Meyer dans son discourt de rectorat : « l'esprit humain, tout en s'efforçant de défendre et de faire prospérer son patrimoine, trouvera le moyen de parer au danger qui lui vient de ses progrès, et saura conserver son génie intact et sans flétrissure ».

Vienne. — Imprimerie Coulet et Poinat, 16, place de l'Hôtel-de-Ville.

www.ingramcontent.com/pod-product-compliance
Lightning Source LLC
LaVergne TN
LVHW012020170826
845678LV00004BA/1578

PROJET

sur les Établissemens publics, institués pour les sciences et les arts.

LE but de ce projet n'est pas de porter atteinte aux établissemens utiles et honorables que la nation entretient dans la capitale, ni d'attaquer l'indépendance dont doit jouir la république des lettres et des arts. Il ne concerne que la partie littéraire entretenue par le trésor public, et dont l'administration est commise au pouvoir exécutif. Il tend uniquement à isoler certains dépôts, en les éloignant de collections ou de fondations qui leur sont étrangères, à réunir dans un même lieu des dépôts homogènes, peu utiles par leur insuffisance individuelle, incommodes au public par leur dispersion, à les confier tous au même administrateur; en un mot, à établir dans toutes les institutions fondées pour le progrès des lumières et des connoissances, des rapprochemens ou des divisions plus naturels, plus convenables, et un régime plus simple.

Pourquoi, par exemple, le cabinet d'histoire naturelle est-il au jardin du roi ? Quel rapport entre ce jardin et les leçons d'anatomie qu'on y donne ? Pourquoi la collection des dessins du roi est-elle au Louvre, et ses estampes à sa bibliothèque ? Pourquoi un cabinet de médailles distinct et séparé du cabinet des coins des médailles ?

Je vois un dépôt de cartes de géographie pour chaque département, tandis qu'il seroit infiniment plus commode pour le public que toutes les cartes, tous les plans fussent recueillis dans le même local ; aujourd'hui que les ministres font leur résidence à Paris, leurs bureaux ne souffriroient point de cette réunion,

Je vois à la bibliothèque du roi, deux globes énormes qui seroient mieux placés dans un dépôt géographique.

Je vois au garde-meuble des objets d'antiquités, en particulier le bouclier de Scipion, et à la manufacture de Sèves, une suite de vases étrusques, dont la place naturelle doit être le cabinet des antiques. Il en est de même d'une collection d'antiques, qui est quelque part au Louvre.

Je trouve un trésor des chartres de la couronne à la Ste-Chapelle, un autre à la place Vendôme; des collections du même genre au Louvre, à Sainte-Croix de la Bretonnerie, à la bibliothèque du roi, et ailleurs; un cabinet de titres et généalogies à la bibliothèque du roi, et un autre aux Grands-Augustins; des chaires pour l'enseignement public, dispersées au hasard, &c.

Mêmes abus dans la partie de l'administration, ou plutôt mêmes doubles emplois dans les administrateurs. Quelques-uns de ces établissemens sont soumis au ministre de la maison du roi, et d'autres du même genre au directeur des bâtimens, tels que le cabinet des estampes et celui des dessins. Le garde-des-sceaux a dans son département le trésor des chartres de la Sainte-Chapelle, et le ministre de la maison du roi, ceux qui sont à la bibliothèque du roi. Le chef de la justice préside au Journal des Savans; le ministre des affaires étrangères, au mercure; celui de Paris, au Journal de Paris.

De cette bisarre distribution, de cette vicieuse multiplicité résultent, entr'autres inconvéniens pour la chose publique, des dépenses considérables. Se présente - t - il une acquisition à faire ? Le chef du dépôt à qui elle convient, sollicite des fonds, le ministre les accorde ; et cependant les objets acquis existent déjà dans d'autres dépôts ; mais le chef a voulu faire preuve de zèle ou de crédit, et le ministre de pouvoir ou d'intérêt pour la chose.

Le comité des finances doit proposer la réforme de quelques-uns de ces abus ; mais il ne les attaque pas tous, et il ne remonte pas à la source du mal.

Le seul moyen d'établir l'ordre dans ces divers établissemens, est de former un ministère littéraire, composé à-peu-près comme il suit :

Ministre des sciences et des arts.

Si on ne veut pas du titre de ministre, on donnera celui de directeur ou d'intendant. Le nom n'y fait rien. L'essentiel est que ce chef ait le travail avec le roi, pour toutes les parties confiées à ses soins, qu'il aime les siences et les arts, qu'il n'ait pas d'autres objets à administrer, qu'il travaille directement avec tous les chefs qui lui seront subordonnés ; qu'enfin, il ait le tems et la charge de connoître par lui-même et de visiter fréquemment tous les dépôts soumis à son autorité. Jusqu'ici peu de ministres ont eu le loisir et la curiosité de voir le jardin du roi, la bibliothèque du roi, le collège-royal, &c. que cependant ils administroient.

Il aura dans sa dépendance les départemens suivans :

Les académies françoise, des belles-lettres, des sciences.

On peut en excepter l'académie françoise, s'il est vrai qu'elle soit dans l'usage de correspondre directement avec le roi.

Le jardin du roi.

Ce jardin doit avoir pour chef unique, un jardinier-botaniste, & à ce titre, M. Thouin est bien capable d'occuper la place. Il n'y faut point de cabinet, point de chaires, mais seulement une chaire de botanique. Le cabinet d'histoire naturelle et les autres chaires trouveront leurs places plus bas.

Si l'on conserve les pépinières, il convient d'en confier la direction au chef du jardin du roi.

Collège-royal.

Il conservera toutes les chaires qui y sont fondées, excepté celles d'anatomie et de médecine-pratique, qui seront renvoyées à d'autres établissemens, comme il sera dit. Celle d'histoire naturelle sera supprimée. Celles d'hébreu en Sorbonne, de physique au collège de Navarre, de mathématiques aux Quatre-Nations, et de grec au collège des Grassins, seront supprimées, comme doubles de celles qui sont au collège-royal. On y réunira les cabinets de physique du collège de Navarre, et de chymie du jardin du roi, ainsi que la chaire d'hydrodinamique. On n'insiste pas sur ces suppressions, et l'on sent combien les doubles emplois dans ce genre peuvent mériter de faveur.

Cabinet d'histoire naturelle.

Ce cabinet ne doit pas rester où il est.

Il n'a que des rapports généraux avec le jardin du roi, et son éloignement est très-incommode pour le public. On y joindra le cabinet et le cours de minéralogie de l'hôtel-des-monnoies, ainsi que la chaire d'histoire naturelle qui est au jardin du roi.

On pourroit vendre, sans inconvénient pour le jardin, le bâtiment que ce cabinet occupe.

Académie de chirurgie.

Il convient d'y attacher les chaires d'anatomie du jardin du roi et du collège royal.

Société royale de médecine.

La chaire de médecine du collège-royal sera mieux placée ici.

Cabinet des estampes.

L'enrichir de la collection des dessins, dont le garde, M. Cochin, vient de mourir.

Académie de peinture.

Etablir le lieu de ses séances auprès du local qui sera destiné aux tableaux et des sculptures du roi. Les élèves gagneront à ce rapprochement.

Chartres, titres et généalogies.

Aujourd'hui les titres et généalogies ne méritent pas une grande attention. Cependant comme ils peuvent êtres utiles à l'histoire, et puisqu'on les a, il est bon de les conserver et de les associer aux chartres. Le dépôt des chartres de la couronne, ceux de législation, du Louvre, des grands augustins, des domaines aux petits pères, les registres du parlement dont on fait la transcription, les dépôts de la bibliothéque du roi, celui des ordres du roi, et quelques autres semblables, doivent former un seul département.

Dépôt géographique.

Les dépôts géographiques de la marine, de la guerre, des affaires étrangères, et autres, les globes de la bibliothèque du roi et celui commandé, il y a quelques années, par M. de Vergennes, toute la partie géographique qui est à l'observatoire et qui n'est pas essentielle à l'astronomie, les cartes géographiques du cabinet des estampes, formeront en ce genre une magnifique collection.

Antiques et médailles.

Cette classe sera composée des antiques de la bibliothèque du roi, de celles du Louvre, de celles du garde meuble, de celles qui sont à la bourse, des vases étrusques de Sèves, des médailles du roi, de celles qui sont à l'hôtel-des-monnoies, des pierres antiques qui sont dans le département des bâtimens, des coins des médailles, et des pierres gravées que procureront les trésors ecclésiastiques.

Les balanciers du Louvre destinés à la fabrication des médailles et des jettons peuvent être facilement transportés à l'hôtel-des-monnoies.

Bibliothèque du roi.

Au moyen des élaguemens dont on vient de parler, ce bel établissement, réduit aux livres tant imprimés que manuscrits, pourra facilement recevoir tous les accroissemens de son genre que la suppression des maisons religieuses lui annonce, suivant le comité des finances; et la nécessité de le transporter ailleurs cessera au moins pour très-long-tems.

L'Observatoire.

L'éloignement de ce monument rend impossible le transport de la chaire d'astronomie qui est au collège royal. Il faudra la laisser où elle est, ainsi que le petit observatoire qu'on a élevé depuis quelque tems dans ce collège.

Les Gobelins.

Il seroit à propos de déposer dans cette manufacture, celles des tapisseries du garde-meuble qui ne sont plus à l'usage du roi, et qu'il est bon de conserver à cause de leur singularité. Les unes sont précieuses par les sujets qu'elles representent, d'autres par la manière dont elles sont travaillées.

Tapis de la savonnerie.

Les mêmes motifs engageront à conserver à la savonnerie certains tapis curieux du garde meuble, et dont nos rois ne se servent plus depuis long-tems.

Porcelaines de Sève.

Mêmes motifs de réunir et de conserver à cette manufacture les porcelaines étrangères et françoises qui sont au garde-meuble, et dont le roi ne se sert pas.

Académie d'architecture.

Si l'assemblée nationale décrétoit la suppression des ponts et chaussées, il faudroit recueillir avec soin et conserver dans les salles de cette académie, les plans, dessins et modèles qui doivent être dans les bureaux des ponts et chaussées.

Cabinet des machines.

Il existe un cabinet de machines au faubourg Saint-Antoine ; il y en a un très-grand nombre dans les cabinets de l'académie des sciences. La réunion de tous ces modèles seroit infiniment utile aux manufactures et aux arts.

Curiosités de l'art.

J'appelerois de ce nom un cabinet composé de tous les ouvrages de l'art qui ne tiennent à aucun des départemens précédens, par exemple, ceux du garde meuble remarquables par leur travail, tels que les armes de nos anciens rois, la chapelle du cardinal de Richelieu, l'armure et l'équipement de l'ambassadeur turc &c. Les trésors de St. Denis et autres monastères fourniroient beaucoup d'articles curieux.

On y joindroit les vêtemens, armures, et ustensiles des chinois, des sauvages, de toutes les nations étrangères. M. Bertin possède une belle collection chinoise qu'il a formée à grands frais et qu'il seroit fâcheux de voir disperser à sa mort.

Il est peut-être d'autres dépôts qu'il conviendroit de former, ou de réunir, ou de séparer ; il me suffit d'avoir mis sur la voie.

Le nouvel ordre des choses que je viens d'indiquer seroit très-économique par la suppression de beaucoup de places. Si on l'adopte, l'assemblée nationale doit avoir la justice de laisser aux titulaires actuels tout leur traitement, au moins de leur en conserver une partie, proportionnée à leur âge et à la durée de leurs services.

Chacun de ces départemens, tous indépendans les uns des autres, auroit un chef particulier, soit garde ou directeur ou inspecteur, qui correspondroit avec le ministre des sciences et des arts. A chacun seroit attaché un certain nombre de commis, déterminé par la nature du département. Les appointemens seroient fixés par l'assemblée nationale.

Il y auroit une premiere dépense à faire pour le transport et la distribution ; mais point, ou fort peu de constructions nouvelles. Les maisons religieuses supprimées offrent les plus grandes ressources aux établissemens pour lesquels il faudroit trouver un local.

Par exemple, si le séjour du roi à Paris ne permet plus aux académies de tenir leurs séances au Louvre, indépendamment de la bibliothèque du roi dont le rès-de-chaussée peut très-bien servir à cet usage, vous avez l'école de minéralogie à la monnoie, et un grand nombre de salles capitulaires dans les couvens.

On pourroit destiner un couvent entier à l'académie des sciences et au cabinet des machines, un vaste couvent à l'académie de peinture et à la collection des tableaux, des statues, estampes et dessins appartenans au roi, placer le cabinet d'histoire naturelle au palais abbatial de St. Germain-des-prés, le dépôt des chartres et celui de géographie dans une partie d'un autre couvent.

Le garde meuble, réduit à des meubles proprement dits, et ne méritant plus d'occuper un hôtel magnifique, céderoit la place soit au cabinet d'histoire naturelle, soit aux antiques, soit à l'académie des sciences.

Cette destination de quelques maisons religieuses privera la nation du produit de leur vente. Mais ces maisons se vendroient à bas prix, leurs jardins n'appartiendroient pas aux dépôts qu'elles recevroient, eti ls pourroient être vendus ; d'ailleurs la nat e n doit faire quelques sacrifices pour des obj ts d'utilité générale.

Indépendamment des institutions précédentes, le ministère des sciences et des arts s'étendroit encore,

Sur les interprêtes, tant ceux du collège

royal et de la bibliothèque du roi, que ceux attachés à toutes les autres parties de l'administration.

Sur les ouvrages périodiques , la librairie et les chambres sindicales , autant que le permettroit la liberté de la presse et les droits des municipalités.

Sur l'imprimerie, soit nationale soit royale, dans ses rapports avec le pouvoir exécutif.

Sur le bureau général de correspondance , l'école gratuite de dessin , le bureau académique d'écriture , si ces établissemens ne sont pas uniquement du ressort de la municipalité.

Sur la société royale d'agriculture et l'école vétérinaire , si elles ne doivent pas être sous la main du département où elles sont situées.

Sur les travaux littéraires ordonnés par le gouvernement.

Sur l'académie royale de musique et les autres spectacles, en supposant qu'ils conservent des rapports avec le pouvoir exécutif.

L'assemblée nationale jugera peut-être ce projet assez intéressant pour le faire examiner par un de ses comités.

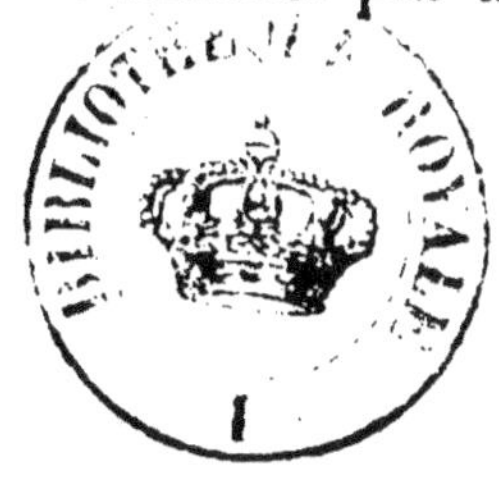

www.ingramcontent.com/pod-product-compliance
Lightning Source LLC
LaVergne TN
LVHW012023170826
845678LV00004BA/1616

* 9 7 8 2 3 2 9 6 3 0 6 1 8 *